AF384790

SYSTÊME

DE
LA GÉNÉRATION;

PAR J. M. LAMBIN.

Ancien Chirurgien à l'Hôtel-Dieu
de Paris,

Officier de Santé Accoucheur.

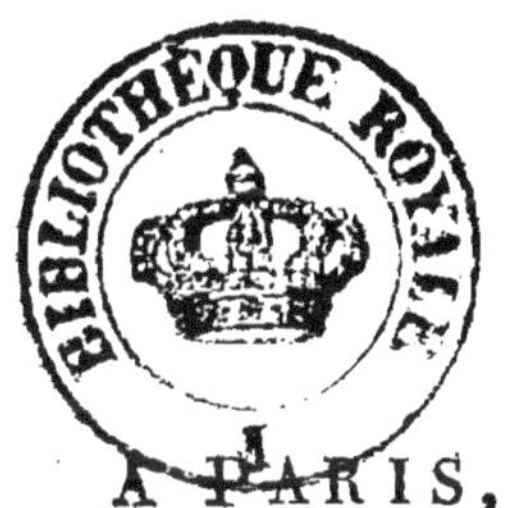

A PARIS,

Chez
{
CROULLEBOIS, libraire, rue des Mathu-
rins-St.-Jacques.
GABON, place de l'Ecole de Médecine.
L'AUTEUR, rue des Prêtres-St.-Germain-
l'Auxerrois, n°. 11.
}

1813.

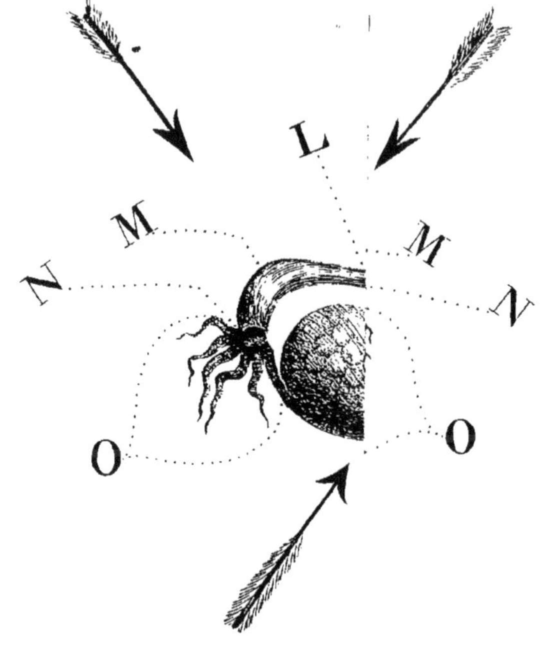

Flèches d'en haut, trompes dedes circulaires.

Flèches d'en bas organes vesents ronds.

A.A.A. parot de la matrice, de la matrice.

B. Interieur de la matrice, de fallope.

a.a. orifices des tubes utérins de fallope.

C. bord supérieur de la mes de fallope.

D.D. bords latéraux de t trompes de fallope.

E. orifice interne de la mas de fallope.

F. orifice externe de la mai

Jacques, Chailly, del. et Sculp.

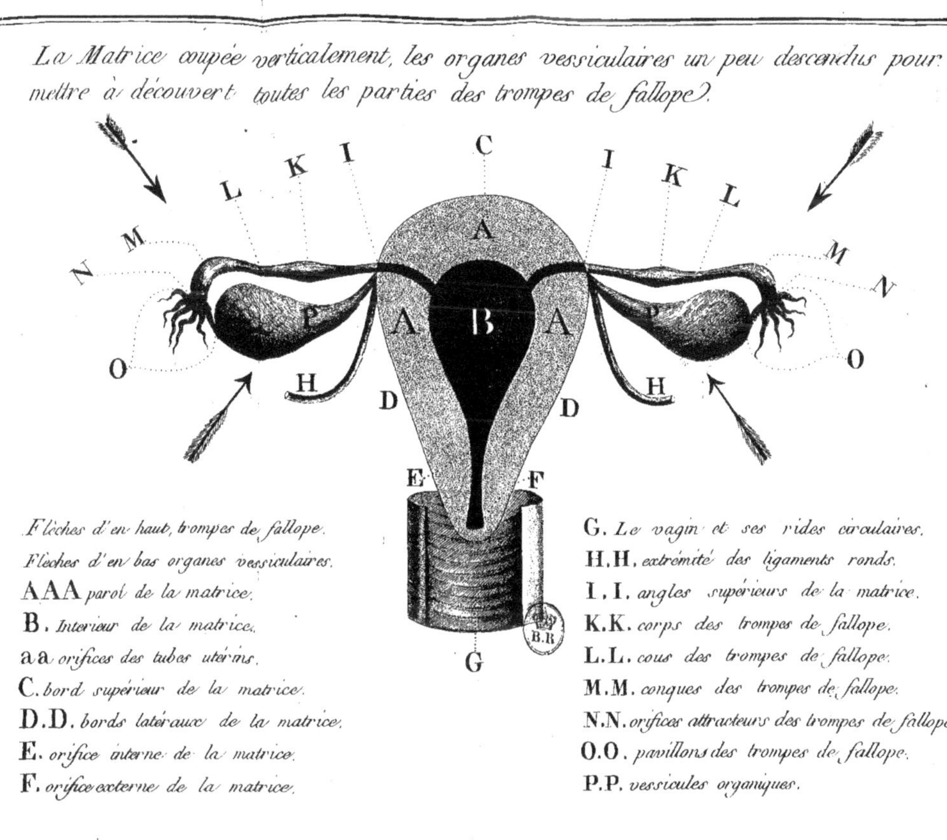

Flèches d'en haut, trompes de fallope.
Flèches d'en bas organes vessiculaires.
AAA paroi de la matrice.
B. Intérieur de la matrice.
a a orifices des tubes utérins.
C. bord supérieur de la matrice.
D.D. bords latéraux de la matrice.
E. orifice interne de la matrice.
F. orifice externe de la matrice.

G. Le vagin et ses rides circulaires.
H.H. extrémité des ligaments ronds.
I.I. angles supérieurs de la matrice.
K.K. corps des trompes de fallope.
L.L. cous des trompes de fallope.
M.M. conques des trompes de fallope.
N.N. orifices attracteurs des trompes de fallope.
O.O. pavillons des trompes de fallope.
P.P. vessicules organiques.

De l'Imprimerie de Nicolas-Vaucluse, rue de Grenelle-Saint-Honoré, N°. 59.

SYSTÊME

DE GÉNÉRATION.

I.

IL faut examiner l'organisation des corps pour se rendre raison de leurs différentes fonctions.

II.

Sur la connoissance de l'organisation des corps et des substances qui les composent, obtenue par l'analyse et la comparaison, l'on peut établir un système d'induction.

III.

Tout système autorise et provoque même la contestation.

IV.

Contester et débatre un système, c'est

à *

travailler au développement de la science ou de l'art qu'il embrasse.

Des parties de la femme qui ont quelques fonctions à remplir dans l'œuvre de la génération.

V.

Les parties de la femme qui ont quelques fonctions à remplir dans l'œuvre important de la génération, se distinguent en actives, en passives et en intermédiaires,

V I.

Les plus importantes des parties de la femme qui concourent à l'œuvre de la génération se nomment organes.

V I I.

Les organes vessiculaires, les trompes de fallope et la matrice, sont les seules parties de la femme qui aient quelques fonctions à remplir dans l'œuvre de la génération.

(5)

V I I I.

Les organes vessiculaires sont les parties actives, la matrice est la partie passive, et les trompes de fallope sont les parties intermédiaires de la génération.

I X.

Sans organes vessiculaires, une femme ne peut concevoir.

Des organes vessiculaires.

X.

Les organes vessiculaires sont deux corps oblongs P. , perpendiculairement sur leur largeur , derrière la partie moyenne des trompes de fallope et sur les côtés de la matrice ; ils contiennent les vessicules organiques destinées à produire des individus ; mais qui n'ont de caractère qu'après que le principe odorant du sperme y a été porté par les trompes de fallope. Les organes vessiculaires se prolongent par une substance fibro-ligamenteuse vers les angles supérieurs de la matrice. *I.* Ils sont fixés d'une part à ces angles, et de l'autre à l'un des appendices du pavillon des trompes de fallope. Ils sont recouverts, ainsi que les trompes et la matrice, et comme enfermés par un repli du péritoine. Ce repli, dont les bords flottent latéralement, a été pris par les anatomistes pour un composé de substances ligamenteuses.

Des trompes de fallope.

X I.

Les trompes de fallope sont deux canaux membrano fibro-vasculeux, irréguliers dans leur diamètre, susceptibles d'une contraction combinée ; elles prennent naissance aux angles supérieurs de la matrice *I.*, et se rendent en serpentant dans le diamètre transversal du petit bassin. Leur étendue est de trois à quatre travers de doigt. Ce sont les intermédiaires des parties de la génération pour le passage du principe fécondant sur les organes vessiculaires et pour l'apport du principe fécondé dans la capacité utérine.

X I I.

Aux trompes de fallope, on distingue les pavillons *O*. , les orifices *N*. , les conques *M*. , le cou *L*. , le corps *K*. et le tube *a*. (1).

X I I I.

Les pavillons des trompes de fallope , situés à leurs extrémités externes ou flottantes , se composent d'appendices charnues connues sous le nom de franges , une d'elles est fixée à l'organe vessiculaire ; toutes jouissent d'une contractibilité qui favorise le cramponnement nécessaire de la trompe sur ledit organe , pour l'attraction de la vessicule organique.

X I V.

On remarque deux orifices *N*. et *a* à chacune des trompes de fallope, l'un externe,

---

(1) Nous avons distingué les diverses parties de la trompe par des noms empruntés de leur figure.

est l'orifice attracteur; l'autre interne, est l'orifice du tube utérin.

X V.

Les orifices attracteurs des trompes de fallope sont situés au milieu des franges qui constituent le pavillon ; les orifices internes sont ceux qui donnent dans la cavité utérine *a*.

X V I.

La conque est cette partie recourbée M. de la trompe de fallope comprise entre son pavillon et le lieu où la trompe se resserre.

X V I I.

Le cou de la trompe de fallope est cette partie resserrée L, que l'on remarque entre la pointe de la conque et la partie ovoïde que nous nommons corps de la trompe.

X V I I I.

Le corps de la trompe de fallope est cette partie de figure ovoïde K. qui existe près de l'angle latéral de la matrice.

(9)

X I X.

Le tube des trompes de fallope que nous nommons utérin *a.* , est ce canal étroit qui, partant du corps de la trompe, pénètre la substance de la matrice jusques dans sa capacité.

De la Matrice.

X X.

La matrice est la dernière partie de la génération, et la première de l'accouchement ; passive pendant tout le temps de la gestation, elle devient active pour l'expulsion du produit de la conception. Sous le rapport de son indispensable utilité, la matrice est un des principaux organes de la génération.

X X I.

Toutes les parties qui, sans être directement nécessaires à la génération, sont néanmoins particulières à la femme, en même tems qu'elles assignent le sexe, sont des parties d'accouchement.

X X I I.

Extérieurement considérée, la matrice chez une femme qui n'a pas eu d'enfant, comporte à-peu-près trois pouces de hauteur, deux de largeur, et un d'épaisseur ; sa figure est celle d'une poire applatie, dont la queue seroit en bas : on y distingue 1°. deux faces, l'une antérieure, l'autre postérieure ; 2°. trois bords, dont deux divergent de bas en haut et sur les côtés, et un troisième supérieur composant son fond ; 3°. trois angles, dont un inférieur plongé dans le vagin, deux sur les côtés, formant les angles supérieurs de la matrice.

X X I I I.

La matrice se divise en corps, en fond, en cou et en orifice ; le corps prend de ses angles latéraux en descendant jusques là où elle diminue d'épaisseur, c'est à ce point que commence le cou ; le fond commence aussi aux angles latéraux de la matrice et en fait toute la partie supérieure ; le cou de la matrice est de l'étendue d'un pouce, dont la moitié est accessible au toucher par le vagin ; l'ouverture qu'on y remarque un peu postérieurement et transversale , se nomme museau de tanche *F.* ; il se rencontre à la partie inférieure et un peu postérieure du cou de la matrice , l'extrémité opposée du cou répond dans l'intérieur de la matrice , c'est l'orifice interne *E.* ; deux autres orifices existent encore dans l'intérieur de la cavité utérine , ce sont les orifices des tubes uté-térins *a.*

X X I V.

La matrice , chez une femme qui n'a pas eu d'enfant , peut contenir seulement la moitié d'un œuf de pigeon , partagé dans sa longueur.

X X V.

Pendant son accroissement causé par la grossesse , la matrice , dont le tissu est vasculeux et membraneux , acquiert un caractère musculeux qu'elle semble perdre en revenant sur elle-même après l'accouchement.

X X V I.

Une femme malade peut avoir la matrice

en état de santé ; mais une matrice malade met une femme en danger de mort.

XXVII.

La matrice greffée sur le vagin n'en tire pas sa puissance, elle ne la tire pas non plus des sucs qui lui sont transmis ; son existence lui est toute particulière, se suffisant à elle-même dans à-peu-près la moitié de sa vie, elle peut, pendant ce tems, vivre quelques momens sans la femme qui, de son côté, peut vivre sans elle.

XXIII.

La vie particulière de la matrice commence quand la transudation périodique s'établit.

XXIX.

La matrice abandonne son indépendance en cessant de transuder le flux périodique.

XXX.

L'épaisseur de la paroi de la matrice *A A A.* ne diminue pas en proportion de son développement, pendant son accroissement à l'occasion de la grossesse, parce que toutes les parties qui entrent dans sa composition s'accroissent par degrés.

X X X I.

La matrice a le privilège sur toutes les parties du corps d'être susceptible d'une action formidable.

X X X I I.

Lorsqu'il s'agit de l'expulsion des corps qu'elle contient, la matrice combine ses mouvemens par des contractions et des repos alternés ; et pour triompher des résistances que lui opposent toutes les voies de l'accouchement, chacun de ses points exerce en même tems sur son contenu une pression relative.

X X X I I I.

La situation de la matrice est telle que son fond est en haut, son orifice externe ou vaginal en bas, sa face antérieure derrière la vessie, sa postérieure devant le rectum, son étendue, à toutes les époques de la vie, varie selon que la femme est grosse ou ne l'est pas ; elle varie encore selon les époques de la grossesse.

XXXIV.

La matrice, pendant les deux premiers mois de la grossesse, prend quelquefois une situation particulière ; elle se couche dans le petit bassin, de manière que sa face postérieure devient supérieure ou inférieure ; dans le premier cas, on trouve l'orifice vaginal vers la saillie du sacrum, et dans le second, derrière la simphise pubique.

(15)
SYSTÈME.

1.

Chaque vessicule qui entre dans la composition des organes vessiculaires est destinée à constituer un individu.

2.

Les vessicules sont fécondées avant d'être séparées de l'organe vessiculaire.

3.

La fécondation des vessicules s'opère par une émanation du produit spermatique.

4.

Le produit spermatique se divise en principe aqueux, en principe coagulé, et en principe exhalant ou odorant.

5.

La partie aqueuse du produit spermatique est le principe constitutif des eaux qui entourent le principe fécondé.

(16)

6.

La partie coagulée du produit spermatique sert à constituer les membranes qui contiennent les eaux pendant la gestation.

7.

Le principe exhalant ou odorant du produit spermatique est le principe fécondant.

8.

Les vessicules sont susceptibles de se coaguler par la présence des acides.

9.

Il n'existe pas de produit séminal chez la femme ; le gluten qui a été pris pour tel est le mucus que versent les glandes du vagin.

10.

Le produit spermatique étant arrivé dans la capacité utérine, il en émane un principe excessivement délié, destiné à féconder, par l'intermédiaire des trompes de fallope, les vessicules qui entrent dans la composition des organes vessiculaires.

I I.

Dans le principe émané du produit spermatique, existe tout entier le principe fécondant.

12.

Les trompes de Fallope, lors du passage
du principe fécondant pour la fécondation
des vessicules organiques, sont vibrées déli-
cieusement ; l'orgasme qui en résulte (plus
ou moins apparent à l'extérieur, selon le
degré de sensibilité de la femme), augmente
encore au moment précis où les franges qui
composent le pavillon des trompes se grou-
pent et se cramponnent sur les organes vessiculaires. Cet orgasme continue tout le tems
que le principe émanant met à se répandre
sur les vessicules.

13.

Lorsque l'orifice attracteur s'applique sur
l'organe vessiculaire, s'il n'embrasse pas po-
sitivement une des vessicules, il n'y pas de
fécondation.

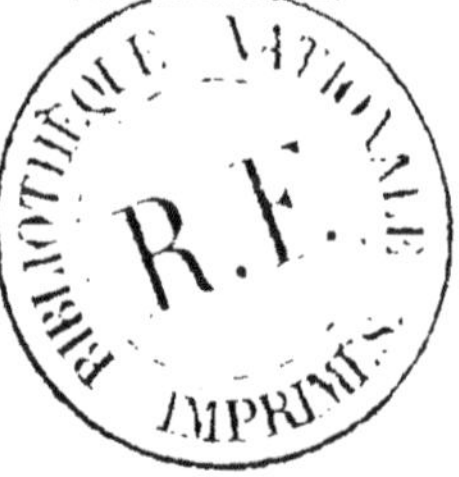

2

14.

Les franges qui constituent le pavillon des trompes de fallope, ne se séparent des organes vessiculaires qu'après que la vessicule fécondée est parvenue dans la matrice.

15.

Que les vessicules soient ou non fécondées pendant le spasme charnel, le cramponnement des franges sur les organes vessiculaires est le même.

16.

Le passage du principe fécondé dans les trompes de fallope, s'opère par un mouvement péristallique, effet du principe attracteur qui fait passer la vessicule dans l'utérus.

17.

Toutes les parties des trompes de fallope jouissent d'une élasticité et d'une contractibilité par réciprocité les unes sur les autres, pour constituer le mouvement péristallique rigoureusement nécessaire au passage du principe fécondé dans la matrice.

18.

Parvenu dans la capacité utérine, le principe fécondé se suffit à lui-même pour son accroissement, jusqu'à l'implantation du cordon ombilical (1)

19.

Il existe un principe d'attraction entre toutes les substances qui sont organisées pour être en rapport mutuel.

20.

Il y a affinité de rapports entre le principe fécondant et les vessicules organiques.

21.

Les principes d'affinité réagissent des or-

---

(1) Dans les sentences médicales que nous nous proposons de publier incessamment (même format que cette feuille), nous parlerons de l'époque où se fait l'implantation du cordon ombilical. Nous ferons l'exposé aussi des causes des nœuds qu'on y observe, ainsi que de celles de sa longueur indéterminée, etc.

2 *

ganes vessiculaires sur toutes les parties des trompes de fallope, de ces trompes sur la matrice, et réciproquement sur toutes les parties et sur tous les organes qui concourent à l'acte de la génération.

22.

Le cou des trompes de fallope se détend pendant que la conque se resserre pour le passage du principe fécondé.

23.

Le corps des trompes de fallope se resserre pendant que le tube utérin s'élargit.

24.

Durant le tems des contractions et des dilatations alternées des diverses parties des trompes de fallope, les femmes dont les passions sont vives, ressentent l'effet des impression scharnelles secondaires.

25.

Le principe émanant qui résulte de l'apport séminal dans la capacité utérine, ne parvenant pas toujours à l'une des trompes de fallope, et arrivant plus rarement encore aux deux trompes en même tems, ne peut pas féconder des vessicules.

26.

Il entre dans le plan de la nature que le principe fécondé dans les organes vessiculaires, s'en détache bientôt, pour être attiré dans la trompe de fallope, et porté de là dans la matrice,

27.

Le principe fécondé peut, par une cause accidentelle, ne pas se séparer de l'organe vessiculaire; il peut aussi échapper à la trompe de fallope, et tomber dans la capacité abdominale; il peut encore, étant parvenu dans la trompe, y rester.

28.

Lorsque le principe fécondé dans l'organe vessiculaire s'y trouve retenu (ce qui est extrêmement rare), il s'y développe; c'est ce qui constitue la grossesse de l'organe vessiculaire.

29.

Si le principe fécondé , au moment précis qu'il doit passer dans l'orifice attracteur de la trompe de fal'ope , échappe , alors il tombe dans le bas-ventre , s'y développe ; c'est ce qui constitue la grossesse abdominale (ce cas arrive très-rarement). Il est l'effet du relâchement anticipé du pavillon de la trompe de fallope , dont les fonctions sont d'embrasser fortement et très-intimement l'organe vessiculaire tant que dure la vibration charnelle.

30.

Quand une des trompes de fallope , au moment où elle recèle pour son passage dans la matrice le principe fécondé , se trouve interrompue, sur sa totalité ou sur un de ses points, dans le jeu de sa contractibilité péristalliquc (ce qui est on ne peut plus rare), le principe fécondé y demeure et s'y développe. Ce cas constitue la grossesse de la trompe de fallope.

31.

Les grossesses de l'organe vessiculaire , du

bas-ventre et des trompes de fallope, se nomment extra-utérines ; elles sont toutes mortelles : la médecine ne peut ni les prévoir, ni les guérir, ni y remédier).

32.

Le produit de la conception, ailleurs que dans la capacité utérine, ne se développe que jusqu'à un certain point.

33.

Une vessicule organique fécondée, retenue dans l'organe vessiculaire, peut être interrompue dans l'ordre de son développement, s'y obstruer, et donner lieu à la maladie de cet organe.

34.

Le principe fécondé se trouve retenu dans l'organe vessiculaire, dans les trompes de fallope, ou tombe dans le bas-ventre, parce que la femme peut avoir des dispositions viciées dans les parties qui ont quelques fonctions à remplir pour l'œuvre de la génération, ou parce qu'elle peut, durant son état d'orgasme, au moment où il est le plus pro-

noncé, avoir été frappée d'une surprise vive
et forte, capable d'ébranler et d'interrompre
l'action attractive nécessaire pour le trans-
port du principe fécondé dans la matrice.

35.

Les trompes de fallope, plus étroites dans
leur milieu et à leur insertion utérine, donnent lieu à l'élaboration du principe fécondé,
par la pression graduée qu'il y éprouve pour
parvenir dans la matrice.

Une femme, avec ou sans impression
charnelle, devient enceinte d'un ou de plu-
sieurs enfans, d'un enfant de couleur, d'une
môle, etc. etc., ou elle ne conçoit pas.

36.

Une femme ne devient grosse que d'un enfant à-la-fois, parce que l'émanation du principe fécondant n'arrive que très-rarement aux
deux trompes de fallope en même-tems.

37.

Le principe fécondant, c'est-à-dire l'atmosphère odorant du principe spermatique,

ne pénétrant pas avec régularité jusqu'aux organes vessiculaires, est une des causes qui empêchent la conception.

38.

Une femme devient enceinte de plusieurs enfans par deux raisons majeures : la première, parce que les orifices des tubes utérins ouverts en même-tems, les trompes de fallope vibrées ensemble et au même dégré de force, donnent passage au principe fécondant; la deuxième, parce qu'une des trompes, en étendant son orifice attracteur sur les vessicules organiques, pendant le développement de l'orgasme, embrasse plusieurs vessicules à-la-fois. Ainsi, d'une part, deux vessicules, une de chaque côté, peuvent être fécondées et conduites dans la matrice, et d'autre part, deux vessicules comprises sur l'orifice attracteur, étant fécondées, peuvent se suivre dans une des trompes et parvenir dans l'utérus.

39.

Une femme qui devient enceinte de trois ou quatre enfans et plus, a les orifices attracteurs des trompes de fallope, et les trompes elles-mêmes, d'une plus grande étendue que dans l'état général.

40.

C'est parce que le principe émané du produit spermatique est d'un caractère très-pénétrant, qu'une femme devient grosse de plusieurs enfans.

41.

Une femme peut concevoir sans ressentir l'effet des impressions charnelles, parce que la matrice jouissant d'une vie toute particulière et absolument indépendante (chez une femme en état de transudation périodique), se suffit à elle-même. Elle passe par tous les dégrés de spasme sans en transmettre d'impression à la femme. C'est du système d'affinité entre les substances, que naissent tous les mouvemens utérins des trompes de fallope et des organes vessiculaires, sur lesquels se concentre en dernier résultat le principe fécondant.

42.

Si une femme grosse meurt accidentellement, la matrice lui survit.

43.

Une femme dont les passions sont vives, est toujours en rapport d'orgasme avec la matrice.

44.

La femme blanche enceinte des œuvres d'un nègre, et la négresse enceinte de celles d'un blanc, accouchent d'un mulâtre, parce que le principe émané du produit spermatique pénètre d'une manière toute particulière la vessicule organique, qui dès-lors change absolument de nature, par l'union intime des principes fécondant et fécondé ; c'est pourquoi l'individu qui en résulte participe du père et de la mère, et, au lieu d'être blanc ou noir, est mulâtre. C'est aussi la cause originelle des maladies héréditaires.

45.

Les vessicules sont organisées pour constituer des individus ; placées l'une à côté de l'autre, elles contiennent chacune en particulier ce que nous appellerons le cahot d'un mâle ou d'une femelle. C'est pourquoi un homme aura des garçons avec une femme et des filles avec une autre.

46.

Le principe fécondant est nul en quelque lieu qu'il soit, s'il ne parvient aux organes vessiculaires.

47.

Une quantité déterminée de produit spermatique ne suffit pas toujours pour favoriser le système de la fécondation, parce que la puissance vitale ne se rencontre que dans le caractère pénétrant de l'atmosphère odorant du sperme.

48.

La vessicule non fécondée est un cahot muet, sans action ni caractère ; c'est la nature dans un état d'engourdissement qui attend la vie du principe émanant du produit spermatique.

49.

Le cahot contient le principe de tous les

élémens. L'homme, par privilége sur tous les animaux, est celui où ce principe abonde le plus; il possède au premier degré de comparaison la volonté matérielle, et en outre la volonté intellectuelle ou de calcul.

5o.

La volonté matérielle commune à tous les animaux, n'est déterminée et n'agit que par les impulsions qu'elle reçoit de dehors en dedans; la volonté intellectuelle de l'homme agit par elle-même de dedans en dehors, et il jouit de la faculté de la porter en un moment à des distances incommensurables.

51.

Les organes vessiculaires des femmes qui ont eu beaucoup d'enfans, sont d'un plus petit volume que chez celles qui n'en ont jamais eu.

52.

Le cabot qui vient de recevoir, par la présence du principe fécondant, le principe de son organisation, est en parité de subs-

tance et d'affinité avec toutes les parties qui
ont quelques fonctions à remplir dans l'œuvre
de la génération.

53.

Un principe fécondé en état d'organisation,
interrompu dans la crise de son développement, quelle qu'en soit la cause, recevra un
développement vicieux; c'est ce qui donne
naissance à toutes les espèces de difformités
et même de monstruosités.

54.

Un principe fécondé, interrompu de bonne
heure dans la crise de son développement,
perd en même-tems l'ordre des figures qu'il
doit avoir, toutes étant confondues; mais en
continuant encore à se développer, il donné
naissance à une môle.

55.

Il y a affinité de rapports entre les principes
fécondans et les principes fécondés, dans
quelques animaux d'espèces différentes.

56.

Il n'y a pas d'affinité de rapports entre les principes fécondans et les principes fécondés de l'homme et de la femme, avec aucune espèce d'animaux.

57.

Les monstres n'engendrent pas , parce qu'ils sont sans affinité de rapports avec quoi que ce soit.

58.

Un principe fécondé parvenu dans la matrice , et qui a reçu l'ordre de son organisation , est un principe constitué.

La disposition de toutes les parties qui concourent à l'œuvre de la génération , telles que nous les avons fait représenter dans notre gravure, met à découvert la plupart des causes de la stérilité , et indique en quelque sorte le moyen de remédier à plusieurs. En examinant attentivement ces mêmes parties , on peut refuter aisément le système de la

superfétation. Nous aurions bien désiré pro-
poser notre opinion à cet égard, mais le
plan que nous nous sommes tracé nous in-
terdit toute digression.

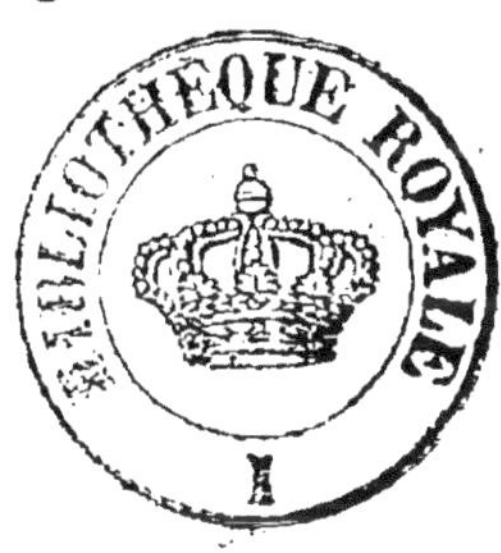

Sentences médicales.

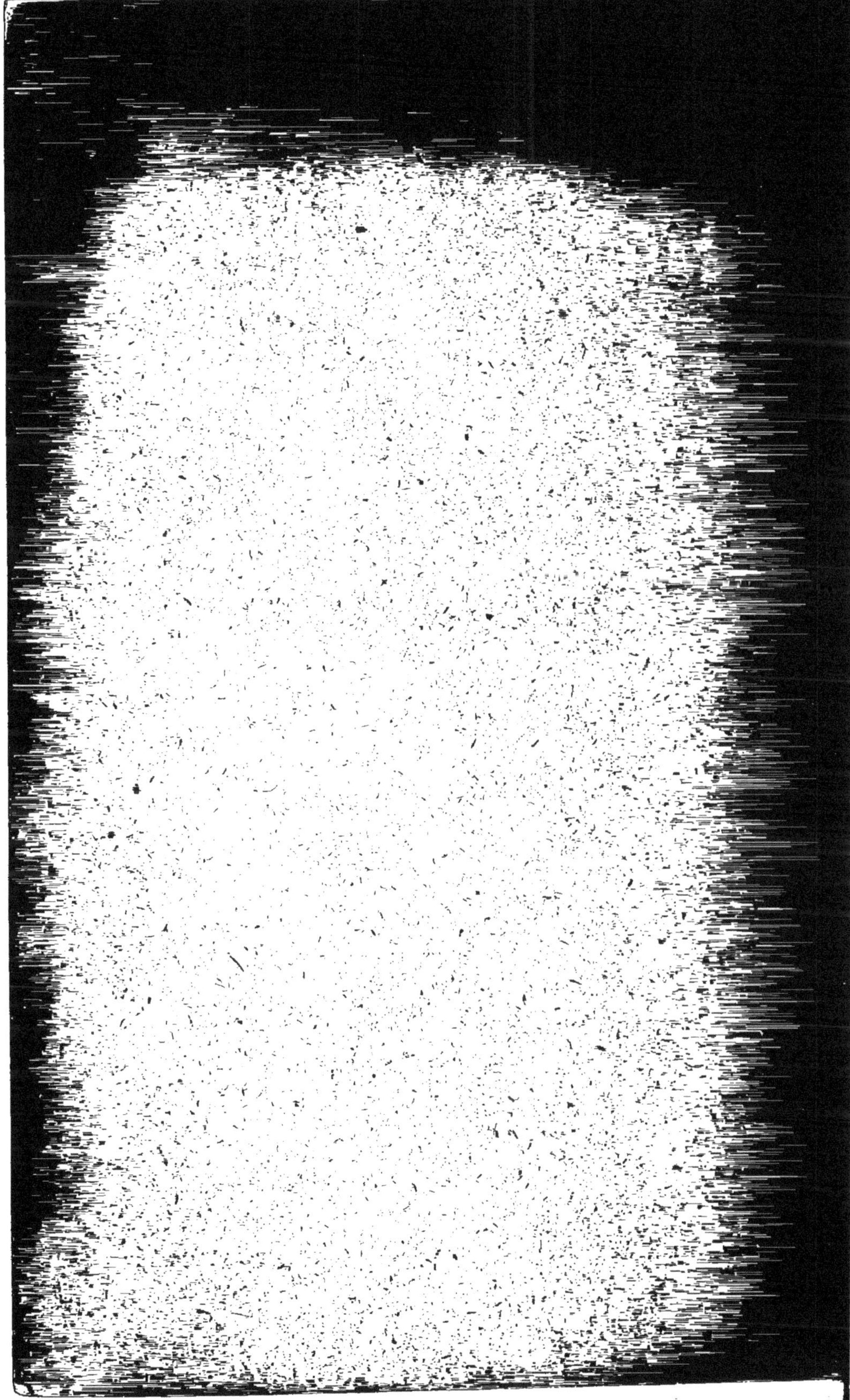

9 782014 429749